T$_c^{40}$
114.

INSTALLATION

D'APPAREILS FRIGORIFIQUES

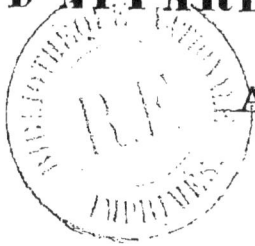

A LA MORGUE

RÉPONSE AUX OBJECTIONS DE M. TELLIER

PAR

M. P. BROUARDEL

PARIS

LIBRAIRIE J.-B. BAILLIÈRE ET FILS

Rue Hautefeuille, 19, près le boulevard Saint-Germain

1880

INSTALLATION

D'APPAREILS FRIGORIFIQUES

A LA MORGUE

RÉPONSE aux objections présentées par M. Tellier contre les conclusions adoptées par la commission instituées par M. le préfet de la Seine en date du 6 octobre 1879.

MONSIEUR LE PRÉFET,

J'ai l'honneur de vous adresser la lettre suivante dans laquelle se trouve, aussi brièvement exposé que cela a été possible, la réponse aux observations contenues dans une lettre de M. Tellier, en date du 25 janvier 1880.

Les deux objections principales de M. Tellier sont comprises dans la phrase suivante :

« J'ajoute, (dit M. Tellier, page 15) que le dit rapport et ses conclusions sont en opposition formelle avec les conditions par vous édictées dans votre arrêté du 6 octobre 1879,

dans lequel par l'article premier, vous précisez que :
« La commission désignera le système qui présentera le
» plus d'avantages, tant sous le rapport de la valeur scien-
» tifique que sous le rapport économique. »

La commission a-t-elle méconnu les avantages que présentaient les systèmes proposés, 1° au point de vue de leur
valeur scientifique ; 2° sous leur rapport économique ?
Telles sont les deux questions en discussion.

1° VALEUR SCIENTIFIQUE. — *La commission a-t-elle méconnu les avantages que présentaient les systèmes proposés au point de vue de leur valeur scientifique ?*

M. Tellier le prétend et fait valoir qu'il a été le premier
à proposer dès 1876 la conservation des cadavres à la
Morgue par l'application du froid. Il rappelle ses nombreux
travaux, les appréciations favorables dont ils ont été l'ob-
jet à l'Institut, au comité d'hygiène, dans les rapports de
M. Brouardel (*Rapport à M. le garde des sceaux*, 22 no-
vembre 1878), de M. Devergie au conseil d'hygiène et de
salubrité de la Seine, il rappelle enfin les efforts qu'il a
faits et les succès qu'il a obtenus par l'application du froid
pour conserver les viandes dans un but comestible.

La commission n'a nullement méconnu les titres scientifiques de M. Tellier, si elle avait été *comme une commission académique*, chargée de juger les titres des candidats
et non la valeur des procédés définitivement établis, elle
aurait peut-être placé M. Tellier au premier rang. Il a été

l'initiateur, ses travaux sont excellents, le rapport incriminé ne contient pas un seul mot qui établisse une contestation sur ces points.

Mais la commission avait à juger non les titres scientifiques des compétiteurs, de MM. Tellier, Raoul Pictet, Giffard et Berger, etc., elle avait à dire, quel était actuellement le meilleur et le plus sûr des procédés proposés pour obtenir l'application du froid à la Morgue dans le but de conserver les cadavres.

En se plaçant à ce point de vue : *appréciation de la valeur scientifique des procédés proposés* et non de l'antériorité, de l'originalité des travaux des compétiteurs, la commission s'est-elle trompée dans son choix?

M. Tellier dit (page 27) : « La sous-commission a préféré les appareils à air comprimé, aux appareils à compression mécanique. Eh bien! je dis que la sous-commission s'est trompée et je vais le démontrer. »

OBJECTIONS : A. — « La sous-commissions aurait du s'inquiéter de la force à utiliser pour réfrigérer la Morgue..... Après avoir insisté sur la mobilité du sol de la Morgue..... La sous-commission conclut précisément pour le genre d'appareils qui emploie le plus de force motrice. » (p. 28, Tellier).

A la page 9 du rapport de la sous-commission, il est indiqué qu'à la Morgue on ne peut employer comme force motrice que des machines à gaz. Cette condition était commune pour tous les compétiteurs, elle n'est pas rééditée à l'occasion de l'exposé de chacun des divers procédés, mais tous les compétiteurs proposent d'employer les machines à gaz fabriquées par Otto. M. Tellier et M. Giffard estiment qu'il faudra une machine de huit chevaux. La commission s'est donc préoccupée de cette question, et comme les compétiteurs demandaient huit chevaux, elle n'avait qu'à le constater.

La sous-commission a précisément insisté sur la nécessité de disposer d'un bon sol et de fondations très stables, afin de ne pas avoir à s'inquiéter des conditions de poids du moteur. Elle a sur ce point absolument dégagé sa responsabilité. L'administration s'est d'ailleurs chargée de rendre aux fondations de la Morgue la fermeté nécessaire (1).

B. — « Le rendement des appareils à air comprimé, déjà limité l'hiver, diminue l'été. » (Tellier, p. 28).

Nous savons parfaitement que l'appareil frigorifique dépensera plus de travail l'été que l'hiver, absolument comme un calorifère dépense plus l'hiver que l'été. Mais le rendement de l'appareil Giffard ne sera pas diminué par une augmentation de chaleur extérieure, dans une proportion qui puisse influer sur la décision de la commission. En effet, étant donné que la température de l'eau qui refroidira la machine frigorifique de MM. Giffard et Berger, s'élève en été à 20 degrés au-dessus de la température de

1. Consultez sur ce point les plans de la Morgue, par Gilbert (*Revue générale de l'architecture et des travaux publics*, vol. XXII, 25ᵉ année. — Paulin et Hetzel, rue de Seine-Saint-Germain, 33, Paris.)

l'eau en hiver, le thermomètre marquerait au point de sortie de l'air refroidi 10 degrés de moins, c'est-à-dire que la différence serait exactement mesurée par la moitié de l'écart de température de l'eau pendant l'hiver et l'été. L'air serait donc émis à — 40 degrés au lieu de — 50.

Pour compenser cette différence, si on le juge nécessaire, il suffira d'augmenter la compression de l'air de 1|4 d'atmosphère, c'est-à-dire de comprimer à 2 atmosphères 1|2 au lieu de 2 atmosphères 1|4.

Cette différence dans l'état du travail utile en hiver et en été n'a donc aucune importance, elle n'excédera pas 1|50 de la force totale. Elle reste du reste comprise dans le maximum de huit chevaux employés.

C. — « Les appareils à air comprimé donnent effectivement au courant d'air qu'ils exhalent un très grand abaissment de température, mais... sous le rapport de la quantité de froid, l'air comprimé est un trompe l'œil... L'air est un des corps les moins denses qui existent, son calorique spécifique est aussi très faible, sa conductibilité est mauvaise. Un mètre cube d'air abaissé à — 50°, abaissera de seulement 15° 1|2 un kilogramme d'eau. » (Tellier, p. 29-30).

La commission n'ignorait pas que l'air est moins dense que l'eau, que son calorique spécifique est quatre fois moindre. Il faudra, cela est certain, quatre fois plus d'air que d'eau pour obtenir un même effet utile. Cette objection aurait une valeur s'il s'agissait de refroidir un corps tel que l'eau ou l'air incessamment renouvelé, mais au contraire tout sera combiné à la Morgue pour que l'air de la salle de refroidissement se renouvelle aussi peu que possible, à peine en totalité en 24 heures.

D'ailleurs un fait répond à l'argument de M. Tellier, et Il a semblé démonstratif à la commission. A Grenelle, dans es chambres de MM. Giffard et Berger, la température se maintient dans l'une à — 20°, dans une autre de 500 mètres cubes à — 3°. L'expérience prouve que pour la production du froid l'air n'est pas un trompe l'œil.

Pour démontrer que l'emploi des liquides donne de grandes facilités d'action, M. Tellier fait à la page 31 un calcul qui est très exact, et la sous-commission ne pouvait l'ignorer puisqu'il a été emprunté à un de ses membres par M. Tellier (1). La commission a donc parfaitement su mesurer les avantages économiques que l'on pourrait tirer de l'emploi d'un véhicule liquide sur celui d'un véhicule gazeux. C'est une même question pour les calories positives (chauffage) et pour les calories négatives (refroidissement).

Mais, pour conclure exactement, M. Tellier aurait dû considérer, comme l'a fait la sous-commission, que le refroidissement de la Morgue ne nécessite pas de transport de calories, puisqu'on refroidit sur place. Les avantages économiques de l'emploi d'un liquide comme véhicule se trouvent alors très réduits, et presque négligeables.

Aussi la sous-commission, sans méconnaître cet avantage, (p. 20 et 21 du rapport) l'a considéré au point de vue de

1. Cours de M. Emile Trélat au Conservatoire des arts et métiers. — Congrès de l'Association française de 1876 ; — Société des ingénieurs civils, 13 mars 1878.

l'application à la Morgue comme peu important, elle a voulu trouver et elle a trouvé l'appareil qui lui a semblé assurer l'effet utile le plus sûr, le plus constant et présenter le plus de garantie contre tout arrêt dans le travail frigorifique.

D. — « Les membres de la sous-commission ont fait à l'emploi des courants liquides trois objections : 1° Ils sont coûteux ; 2° ils peuvent amener des fuites ; 3° ils altèrent les métaux. » (Tellier, p. 30).

Les membres de la sous-commission ont dit : 1° Pour le prix : dans le procédé Giffard, la matière utilisée est l'air atmosphérique. Celui-ci sera toujours moins coûteux que le liquide incongelable et l'éther méthylique nécessaires dans le procédé Tellier. M. Tellier estime à 40 francs les 1000 kilogrammes de liquide incongelable, à 16 500 litres la quantité nécessaire par réservoir; et le nombre des réservoirs à trois. Mais évidemment là n'est pas la grosse dépense; celle-ci est constituée surtout par le prix élevé de l'éther méthylique (8 à 10 francs le kilogramme), et la perte journalière inévitable de 500 grammes d'éther environ. Ces chiffres montrent que les deux liquides sont plus coûteux que l'emploi de l'air ambiant, quel que soit le volume de celui-ci que l'on devra utiliser.

2° Le captage de liquides quelconques dans des tuyaux peut amener des fuites; « et s'il survient une fuite, a dit la sous-commission, le liquide incongelable se répand et envahit tout; il y a donc arrêt dans la production du froid, nécessité de réparations assez longues et la conservation des cadavres est momentanément compromise. » La possibilité d'une fuite n'est pas niable, de plus il peut y avoir une action chimique des liquides employés sur les conduits, leurs soudures, etc.

M. Tellier dit que ces griefs ne sont pas sérieux, la sous-commission n'en a pas jugé ainsi; elle a préféré un appareil dans lequel aucune fuite n'était possible et en conseillant ce choix elle s'est trouvée plus rassurée.

II. Valeur économique. — *La commission a-t-elle méconnu les avantages que présentent les systèmes proposés au point de vue de leur valeur économique?*

La sous-commission aurait substitué à l'estimation du prix de revient calculé par M. Tellier, des chiffres de fantaisie.

Nous avons à la page 14 et 15 du rapport de la sous-commission exposé fidèlement les propositions de M. Tellier. Nous avons fait une seule modification, nous avons cru devoir supprimer une partie du devis d'installation proposé par M. Tellier.

Les chiffres soumis à la commission par M. Tellier, sont :

INSTALLATION.

Machine frigorifique avec moteur à gaz, pose installation	24.100 »
Utilisation du froid produit, cylindres conservant du froid, liquide incongelable, pompe de circulation...	15.953 20
A reporter.........	39.693 20

Report........	39.693 20
Isolement de la salle, vitrage.....................	17.654 55
Réservoirs de circulation, avec alvéole frigorifique pour refroidissement préalable des corps..............	7.376 »
Somme à valoir pour imprévu, échafaudage, main d'œuvre plus élevée...........................	3.000 »
TOTAL....................	68.053 75

MOBILIER.

Le prix n'est pas totalisé dans le dernier mémoire ; dans celui du 20 août 1879 il était de............	7.614 60
TOTAL....................	75.668 35

La sous-commission a supprimé le chiffre de 3000 francs pour l'imprévu, parce qu'il est probable que ce chiffre pourrait figurer dans tous les projets. Il fallait donc ou l'ajouter aux autres propositions ou le retrancher de celle de M. Tellier, c'est ce que l'on a fait. La sous-commission a également déclaré qu'elle supprimait l'estimation de la dépense du mobilier de la salle, parce qu'elle a pensé que cette dépense ne devait pas être comprise dans l'installation du procédé de refroidissement, les autres compétiteurs ne l'avaient d'ailleurs pas prévu.

La sous-commission a donc fait disparaître ces deux chiffres du total admis par M. Tellier et a dû inscrire le chiffre de 65,053 fr. 75 c. au lieu de 75,668 fr. 35 c. Cette réduction était juste et M. Tellier ne proteste pas contre le le procédé de réduction adopté à son profit.

Mais ce travail de vérification qu'il était légitime de

faire sur l'estimation du prix d'installation, la sous-commission a jugé de son devoir de le faire pour l'estimation du prix d'entretien. Elle a reproduit *sans aucune modification* les chiffres de M. Tellier, page 15. Elle résume son travail en disant :

Soit donc dépense annuelle d'entretien :

Estimation de M. Tellier........................	7.300	»
Estimation de la sous-commission.................	10.900	»

M. Tellier s'étonne que la sous-commission ait révisé les calculs sur lesquels il base le prix de l'entretien annuel et qu'elle n'ait pas fait subir la même révision aux estimations de MM. Giffard et Berger. La raison en est bien simple. MM. Giffard et Berger proposent à la Ville de *traiter à forfait*, de payer le mécanicien et son aide à leurs frais, la commission n'a donc pas à réviser les estimations de MM. Giffard et Berger, s'ils se trompent c'est à leurs risques et périls. L'estimation de la dépense peut paraître faible à la commission, mais elle n'a dans ce cas qu'à conseiller à l'administration d'accepter un marché qu'elle croit avantageux.

M. Tellier fait au contraire une estimation de dépense, qui sera annuellement à la charge de la ville, mais il ne propose pas un contrat à forfait. Il estime sans justification que la dépense sera de 7,300 fr. par an, il ajoute que le service des machines pourra être fait par les garçons de la Morgue. La sous-commission a le devoir de reconstituer des calculs dont M. Tellier ne fournit pas les éléments et d'éclairer la Ville sur leur valeur probable.

Voyons sur quels éléments la commission peut baser son estimation du prix d'entretien.

Il y a dans le calcul une partie théorique facile à établir et une inconnue qu'aucun des compétiteurs n'a essayé d'évaluer parce qu'il est impossible d'arriver à une estimation précise.

Calcul théorique pour établir la quantité de froid qui devra être produite pour maintenir à 5° la température de la chambre d'exposition de la Morgue :

La chambre à refroidir mesure 500 mètres cubes, ce qui donne un poids d'air à refroidir de 500×1246 grammes, poids du mètre cube d'air (à $+ 20°$) $= 623$ kilog. d'air. M. Tellier admet que l'été la température moyenne extérieure est de 20 degrés. Il s'agit donc de ramener cet air de $+ 20$ à $- 5$ soit une température différentielle de 25 degrés. Nous avons ainsi : $\dfrac{625 \times 25}{0,237}$ (chaleur spécifique de l'air).— Soit en chiffres ronds 65 000 calories négatives.

Ce volume d'air étant renouvelé chaque jour par l'ouverture inévitable des portes représente 65 000 calories à absorber.

Admettons maintenant qu'il y aura en moyenne trois corps à congeler par jour (800 corps par an), que le poids maximum de chaque corps est de 100 kilos ; comme la chaleur spécifique du corps humain est sensiblement égale à celle de l'eau, nous aurons, $100 \times 3 = 300$ kilos à ramener de $+ 20$ à $- 5$ d'où 300×25 température différentielle $= 7500$ calories. A ces deux valeurs il convient d'ajouter d'une part le réchauffement de l'air produit par les hommes de service. Soit une valeur de 6000 calories et d'autre part les absorptions dues au sol et aux murailles exprimées, étant donnés le développement des murailles de la chambre à refroidir et les 80 à 90 mètres de vitrage par un chiffre que l'on peut fixer à 100 000 calories environ.

Mais c'est là une évaluation purement théorique et si l'on se contente de cette équation, l'expérience a prouvé que l'on arrive à un travail insuffisant. Les compétiteurs le savent si bien que pas un d'eux n'a donné cette équation. lQu'arrive-t-il en effet, c'est que si, dans un laboratoire, 'on veut refroidir de l'air contenu dans un espace clos, alors que l'on connaît la conductibilité des plaques métalliques formant paroi, leur préméabilité à la chaleur, on peut calculer avec une exactitude relative la dépense de chaleur ; mais si l'on est obligé de ne plus avoir des parois composées d'une même matière et d'employer des parois les unes métalliques, les autres en pierre, d'autres en verre, on obtient des résultats dont la variation défie toute prévision.

Or la chambre que l'on doit refroidir à la Morgue mesure 500 mètres cubes, elle ne peut être atteinte par les procédés de refroidissement que par trois de ses parois, la surface postérieure et les surfaces latérales. Le sol, le plafond et la paroi antérieure ne peuvent être directement refroidies ; on pourra, par des artifices, lutter contre leur échauffement, mais on n'agira pas directement sur elles. Les surfaces sur lesquelles l'action frigorifique ne sera pas directe dépassent l'étendue de celles qui seront soumises à cette action directe.

Nous sommes donc autorisés à dire (1) que le minimum à fournir en été sera de 178 500 calories négatives, mais nous ne pouvons fixer le maximum.

Estimons donc qu'il faudra fournir par jour 200 000 calories négatives. Comme la machine Tellier peut donner 10 000 calories négatives à l'heure, elle devra marcher 20 heures au minimum pendant les mois d'été.

M. Tellier affirme sans justifier ce chiffre que 12 heures en moyenne seront suffisantes, la sous-commission estime que ce chiffre est trop faible et qu'il faudra peut-être 18 heures de marche. Par conséquent, pendant ce temps, la machine consommera un tiers de plus de gaz que d'après l'estimation de M. Tellier et il y aura une plus grande consommation d'éther méthylique, et la sous-commission dit, page 15, « nous croyons que deux de ces dépenses sont estimées trop bas, » elle porte donc à 11 000 francs la dépense d'entretien annuel. Ce chiffre, dit-elle, lui paraît plus exact.

Mais en admettant que l'estimation de la commission soit erronée, que l'on doive accepter les chiffres de M. Tellier, la proposition suivante est encore inexacte.

M. Tellier ajoute : « Par conséquent vous voudrez bien considérer que le coût du travail à la Morgue aurait été annuellement avec mes moyens de 7,300 francs.

---

1. Chambre d'air de 500 mètres cubes. 65.000 calories négatives

Chambre d'air de 500 mètres cubes.	65.000	calories négatives
Trois corps à congeler	7.500	—
Hommes de service	6.000	—
Absorpsions	100.000	—
TOTAL	178.500	—

« Qu'il sera, avec les machines acceptées de 12 500 francs, 40 pour 100 plus cher. » (Tellier, page 34).

Acceptons que le chiffre de M. Tellier soit indiscutable, nous disons que cette proposition est inexacte. MM. Giffard et Berger proposent de traiter à forfait pour l'entretien annuel, s'engageant à ce que la grande chambre soit refroidie à — 4 degrés et une petite chambre spéciale à — 15 degrés. Ils demandent à choisir, à diriger et à payer un mécanicien et son aide et le traitement de ces employés est compris dans le chiffre de 34 francs par jour.

En sorte que, même en prenant pour point de départ l'estimation fournie par M. Tellier, pour faire la comparaison de la dépense annuelle prévue par MM. Tellier, Giffard et Berger, il faudrait rétablir les chiffres ainsi :

ENTRETIEN ANNUEL.

Tellier...	7.300 fr.
Plus pour les mécaniciens........................	3.650
TOTAL......................	10.950 fr.

Giffard et Berger................................	8.850
Plus pour les mécaniciens........................	3.650
TOTAL......................	12.500 fr

Nous rappelons que MM. Giffard et Berger proposant de traiter à forfait, nous n'avons pas à vérifier l'exactitude de leurs calculs.

III. — *Observations présentées par M. Tellier, sur la nomination de la Commission et sur ses procédés à son égard.*

(Tellier, p. 21). « Puis... je reçus, Monsieur le Préfet, votre honorable lettre, déjà citée du 20 novembre 1879.

» A sa lecture, je l'avoue franchement, je vis que l'on voulait m'évincer de l'affaire. La réalité a donné raison à mes pressentiments. »

Ce reproche ne touche pas les membres de la commission. Je ne sache pas qu'un seul d'entre eux ait su qu'une commission serait nommée avant d'avoir reçu sa lettre de nomination.

L'Administration a eu ses raisons pour nommer une commission ; ce n'est pas aux membres de cette commission à la justifier.

(Tellier, p. 16). Le rapport dit : « Que mes procédés ont été expérimentés par la sous-commission nommée à cet effet. Permettez-moi de protester contre cette affirmation. Jamais je n'ai été mis en rapport avec l'un des membres de la sous-commission, depuis la constitution de celle-ci. Cette réserve faite, et elle a sa valeur puisqu'elle démontre que j'ai été éloigné sans avoir été entendu, etc.»

Le rapport dit (p. 2) : « La sous-commission est composée de MM. Becquerel, Jamin, Émile Trélat, Bonnet, Brouardel.

» Les membres de la sous-commission ont visité la Morgue, et, soit en corps soit isolément, ont examiné les

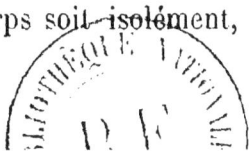

installations des divers systèmes frigorifiques proposés, qui lui ont paru susceptibles d'être appliqués à la conservation des cadavres déposés à la Morgue. »

Cette proposition est exacte; l'un des membres de l'Institut faisant partie de la sous-commission, M. Becquerel, était au nombre des personnes qui ont assisté au départ du *Frigorifique* du Havre; depuis lors, il a suivi tous les résultats obtenus avec un soin qui ne s'est pas démenti. Il a plusieurs fois visité le bateau *Le Frigorifique*, ainsi que MM. Jamin et Émile Trélat, pendant l'Exposition de 1878, alors que le bateau était au quai de Billy.

M. Brouardel a visité, guidé par M. Tellier, l'aménagement du *Frigorifique*; il était accompagné de M. Paliard, architecte de la Préfecture de police, et du docteur Descoust. M. Brouardel a eu trois ou quatre conférences avec M. Tellier à la Morgue, soit seul, soit avec M. le Procureur de la République, soit avec M. Paliard, soit avec le docteur Descoust. Il a visité avec M. Tellier et le docteur Descoust l'installation d'une chambre frigorifique au Conservatoire des arts et métiers. (Chambre du mètre.)

M. Tellier a eu avec M. Bonnet un grand nombre d'entrevues; les lettres de M. Tellier jointes au dossier en font foi.

M. Tellier ne peut vraiment pas dire qu'il n'a pas été entendu. J'ajoute qu'aucun de ses compétiteurs, pas plus que lui, n'a été convoqué par la sous-commission. Pourquoi les aurait-elle appelés, pouvaient-ils lui apporter leurs machines? La sous-commission a vu les installations et étudié les projets proposés. En un mot, elle a jugé, sur pièces, les avantages scientifiques et la question financière.

M. Tellier demande (page 19) comment le D' Brouardel, si favorable à son projet, dans son rapport au Garde des sceaux, en date du 22 novembre 1878, a conclu un an après, comme rapporteur, en faveur d'un autre procédé.

Rappelons d'abord que, dans son rapport du 26 décembre 1879, M. Brouardel a parlé au nom d'une commission. Il expose les opinions de la commission et non les siennes, et de plus, en 1878, le D' Brouardel n'avait vu des procédés de MM. Giffard et Berger que ce qui existait à l'exposition universelle, une armoire, de 4 à 5 mètres cubes, refroidie à — 40°. En 1879, le D' Brouardel a vu, avec les autres membres, l'application en grand des procédés Giffard et Berger dans des salles cubant 500 mètres. Ces chambres ne sont installées que depuis six mois.

En 1878, le D' Brouardel pouvait donc dire à M. Tellier : vous êtes le seul qui ayez appliqué les procédés de refroidissement dans des conditions comparables à celles que nous voulons établir à la Morgue. En 1879, il a pu constater que le procédé Giffard et Berger n'était plus un procédé de laboratoire, mais un procédé appliqué dans des conditions industrielles et qu'on pouvait dès lors, après expérience faite, en conseiller l'adoption à l'administration préfectorale.

M. Tellier reproche à la commission d'avoir dit une puérilité et même plus en signalant que MM. Berger et Giffard alimentaient leurs machines avec de l'eau à 25°. La commission n'a pas écrit un mot de cela ; elle a dit (page 21) que, pour alimenter leurs moteurs à vapeur, au lieu de prendre l'eau à 0° ou à 10°, température ambiante, et de la porter ensuite à la plus haute température possible,

MM. Giffard et Berger prenaient de l'eau déjà chauffée à une température de 25° et qu'il y avait ainsi une économie de chauffage de 0° ou 10° à 25°. Comme, à la Morgue, il n'y aura pas de machine à vapeur, mais des machines à gaz, nous avons proposé d'utiliser cette eau chaude pour dégeler les cadavres.

Quant à décider si, pour dégeler un cadavre que l'on doit autopsier, il vaut mieux « utiliser l'eau la plus froide possible » ou de l'eau plus chaude, nous continuons, malgré l'opinion de M. Tellier, à penser que, si on veut obtenir la « décongélation » en une heure, il vaut mieux utiliser de l'eau chaude que de l'eau froide.

M. Tellier formule ainsi un dernier repproche dans ses conclusions :

« Que prouve ceci ? qu'on voulait m'évincer et faire profiter autrui d'une application dont je suis le promoteur. »

Jusqu'au moment où M. Tellier aura dit qui est cet *on*, un membre de l'administration ou un des membres de la commission, nous négligerons de relever cette insinuation.

Veuillez agréez, Monsieur le Prefet, l'assurance de mes sentiments les plus respectueux.

P. BROUARDEL.

15 mars 1880.

PARIS. — IMPRIMERIE ÉMILE MARTINET, RUE MIGNON, 2.

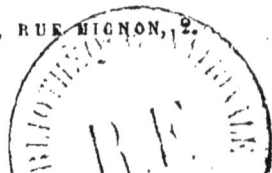

www.ingramcontent.com/pod-product-compliance
Lightning Source LLC
Chambersburg PA
CBHW060526200326
41520CB00017B/5143